AF609959

(Extrait de L'ART MÉDICAL, *mai* 1868.)

LA MÉDECINE

PEUT-ELLE SE PASSER DE DOCTRINES

A PROPOS

DE LA QUESTION DU HAUT ENSEIGNEMENT

PAR

LE Dr ALPH. MILCENT

Depuis que, grâce à des débats publics et aux éclats d'une voix courageuse et vigilante (1), la question de l'enseignement supérieur en général et de l'enseignement de la médecine en particulier, soulevée par *l'Art médical* et par son fondateur, il y a déjà bon nombre d'années, préoccupe à juste titre l'opinion, il n'est plus nécessaire d'en démontrer l'urgence. Le matérialisme exclusif et despotique de la Faculté de Médecine que nous n'avons cessé de constater et de combattre est incontestable. Peu importe qu'il se prétende inquiété; qu'il prenne le masque de la persécution et trouve de naïfs défenseurs; il est avoué par ceux qui l'enseignent et proclamé par ceux qu'il forme; il est désavoué, non pas nié par les protecteurs de l'École. Les cours, les livres, les thèses de cette dernière en portent le cachet irrécusable. Il serait donc superflu d'insister sur un fait établi sans réplique; mais, sans suivre le débat, ce qui nous est interdit d'ailleurs, sur le terrain politique et social où la force des choses l'a désormais placé, nous de-

(1) Voy. la dernière brochure de Mgr d'Orléans.

vons répondre, comme médecins, au nom de la science et de la raison, à des arguments spécieux tirés de l'apparente séparation du terrain purement médical et du domaine des vérités qu'on prétend y être «*étrangères*». C'est un argument, plus encore, un remède, qu'on a proposé au mal présent (1); il faut en apprécier la valeur.

Il ne manque pas de gens, en effet, qui s'imaginent que la médecine n'a aucun rapport avec les vérités supérieures et qu'elle peut rester étrangère à toute idée philosophique, à toute doctrine morale ou religieuse. Il y a là une grosse et dangereuse erreur qu'il est nécessaire de réfuter.

Avant d'aborder ce sophisme, il importe cependant de résumer la question et d'en bien préciser les termes. L'École de Paris, tous le reconnaissent, même ceux qui cherchent à pallier ses torts, est tombée dans le plus complet athéisme; la matière, à ses yeux, est éternelle et active; elle se transforme suivant les milieux; l'homme n'est qu'un animal, qu'un singe perfectionné; il n'est ni libre, ni responsable. L'âme n'existe pas et n'est pas par conséquent la cause de la vie par son union avec le corps; le cerveau pense; et la matière organisée suffit pour expliquer tous les phénomènes qu'on observe chez les êtres animés.

On reproche injustement à ceux qui demandent la liberté de l'enseignement supérieur d'avoir dénoncé cette doctrine et de réclamer contre elle la sévérité du pouvoir. Il n'en est rien : ils ont légalement réclamé contre un monopole en en signalant les excès. Quant à nous, ce reproche ne saurait nous atteindre. Nous avons subi des rigueurs sollicitées par l'École contre nous ;

(1) Rapport de M. Chaix d'Est-Ange au Sénat.

jamais nous n'avons usé de représailles. Aujourd'hui même il est faux que personne réclame contre elle la coercition de l'État. Si l'État qu'elle engage trop, qu'elle compromet, le trouve bon, nous n'avons rien à dire. Sans doute, il serait puéril et presque déloyal de ne pas convenir qu'à nos yeux un enseignement spiritualiste, conforme à la science chrétienne, officiellement donné à la jeunesse, ne nous satisferait pas davantage; mais nous l'affirmons en toute sincérité, ce qu'on réclame, c'est-à-dire la liberté, nous suffit. Eh quoi ! ce simple vœu, cette revendication si modeste, voilà les crimes que nos adversaires ne nous pardonnent pas, à en juger par la violence de leurs colères !

C'est au nom de la liberté de penser et de croire qu'on nous refuse la liberté d'enseigner et d'être enseigné? On attaque nos doctrines, on substitue à un enseignement traditionnellement spiritualiste un enseignement matérialiste et nous n'aurions pas le moyen de nous défendre ! De quel droit, cependant, voulez-vous forcer une partie de la jeunesse à se soumettre à l'infaillibilité doctrinale de l'École? Si nos opinions sont fausses, combattez-les, mais ne les étouffez pas. Si elles sont vraies, laissez-les enseigner. Gardez avec un soin jaloux le monopole de vos chaires, où nul n'arrive s'il n'est de votre parti, et dont vous avez exclu les vieux représentants de l'ancienne École, de vos hôpitaux dont vous rendez l'abord impossible à qui ne pense pas comme vous, des charges et des honneurs dont vous êtes les dispensateurs ; soit ! mais qu'en face de vous, à côté de vous, avec des moyens matériels inférieurs, des centres libres d'enseignement, des cliniques, des laboratoires puissent se fonder sans aucune subvention de l'État. Et alors que vous gardiez exclusivement ou que vous partagiez avec les représentants de l'enseignement libre, le droit, aujourd'hui exorbitant, de la collation des grades, vous ne serez plus sans contrôle, sans contre-poids, sans cette émulation nécessaire au salut de toute corporation; vous ne pourrez plus imposer, ce qui est intolérable, un enseignement qui révolte une partie de vos auditeurs; vous pourrez encore accorder votre approbation à des thèses comme celle qu'on vient d'annuler, bien que son auteur fût moins coupable que ses maîtres; mais du moins vous ne pourrez plus la refuser, comme vous l'avez fait, à des opinions respectables et fondées qui blessaient vos doctrines; vous ne pourrez plus vous coaliser injustement, comme il est notoire que vous le faites constamment pour exclure de votre sein toute nuance de doctrine spiritualiste, ou toute dissidence médicale. Loin de vouloir imposer à la Faculté le moindre joug, nous ne demandons pas même qu'on interdise à son enseignement, comme on l'a proposé, comme on a déjà peut-être essayé de le faire, les sujets qu'on voudrait *réserver*. Ceci nous ramène précisément au point important que nous nous sommes proposé d'examiner.

Ce triste palliatif conseillé dans des rapports officiels porte à faux. Il est impossible de séparer de l'étude et de l'enseignement des sciences médicales ces matières à la fois si importantes et si délicates qu'on prétend *y être étrangères*. Entrons, pour le démontrer, dans le vif de notre sujet. Donnons des exemples qui puissent frapper tous les esprits.

Quoi qu'on fasse, jamais le médecin, digne de ce nom, ne pourra rester *étranger* à la question de la nature de l'homme. Il est clair que la première question que se pose le médecin est la suivante : L'homme n'est-il qu'une variété de matière organisée, ou bien est-ce un être composé d'une âme et d'un corps substantiellement unis? Les opinions mixtes comme celle de Montpellier ne sont plus guère discutées, mais elles ont encore des partisans. L'histoire nous montre quel rôle cette question a joué dans les Écoles. Elle n'a jamais, en effet, été *étrangère* à la médecine. L'Art de guérir, la médecine proprement dite, suppose nécessairement la connaissance de la physiologie et la physiologie est précisément la science de toutes les fonctions naturelles de l'homme. Or, bornerez-vous cette étude aux phénomènes de la vie sensitive et végétative? Interdirez-vous celle des facultés intellectuelles? Mais la psychologie est indispensable à qui veut connaître les désordres de l'intelligence, lesquels jouent un rôle si important en pathologie, soit comme symptômes, soit comme causes. Vous voilà donc, fatalement, à propos des fonctions de l'intelligence, sur un terrain brûlant. Le spiritualisme, la théologie chrétienne surtout, qui a sur ce point des solutions très-scientifiques, très-pratiques même, s'y rencontrent, s'y heurtent nécessairement avec le positivisme matérialiste, lequel n'est ici, comme sur tant d'autres points, qu'une négation, qu'une suppression arbitraire et sans preuve d'une immense et capitale catégorie de faits. Il est par trop facile en effet de prétendre, comme si la chose était évidente en soi, que la pensée est *sécrétée par les cellules du cerveau*. Tout esprit élevé cherchera la distinction qui existe et qu'ont si bien démontrée les grands encyclopédistes du moyen âge entre l'intelligence de l'homme et celle des bêtes, entre les facultés purement intellectuelles et les facultés animales, entre la pensée et l'instinct, entre l'intelligible et le sensible; entre ce qui est commun à l'homme et aux animaux, comme une certaine mémoire des objets sensibles et particuliers, un degré inférieur de détermination et de choix, des impulsions, des appétits, et d'autre part ce qui est propre à l'âme humaine : le raisonnement, la perception des idées générales et abstraites, le sentiment et l'amour du vrai, du beau, du bien, la conscience morale. Il est impossible au physiologiste qui n'a pas étudié à fond tous ces problèmes de rien comprendre à des phénomènes qui sont cependant de sa stricte compétence : les rapports des fonctions, l'unité de l'être, la conservation de son identité, ou même à des faits plus sensibles, comme la parole, l'expression de la physionomie, le geste, l'attitude; impossible au médecin de rien entendre à la folie et aux affections mentales qui s'observent dans un grand nombre de maladies. L'enseignement de la médecine amène donc forcément ces contacts continuels qu'on voudrait prévenir entre elle et la philosophie, la théologie, auxquelles elle est intimement liée par certains côtés. Par quel moyen prétend-on prévenir ces rencontres inévitables? Celui qu'on a proposé, la rupture de tout rapport, est donc aussi puéril que dangereux; car si vous isolez la médecine de tout ce qui l'éclaire, la féconde et l'élève, elle tombera dans le *positivisme* qui n'est qu'une ignorance et une négation à la fois systématique et prétentieuse.

Interdira-t-on au médecin, au physiologiste de traiter la grande question des espèces, celle de l'unité de l'espèce humaine ou de la pluralité des espèces d'hommes, de leur origine, de l'apparition d'un couple unique à une époque de l'histoire du monde, de l'existence simultanée de plusieurs familles au berceau de l'humanité? ou bien ne laissera-t-on la parole qu'à une École, qu'à une doctrine à l'exclusion des autres, même de celle qui a au moins en sa faveur l'autorité du temps et de la tradition?

Est-il possible au médecin naturaliste (et jusqu'à nos

jours l'histoire naturelle n'était qu'un des domaines, qu'une dépendance de la médecine ; l'on n'avait pas encore mis le médecin aux pieds du biologue, l'étude de l'homme au-dessous de celle des êtres vivants), est-il possible au médecin naturaliste de ne pas avoir une idée d'ensemble sur la création ou l'existence éternelle du monde et des lois qui le régissent? Sur tous ces points il y a, personne ne l'ignore, des solutions opposées. Pourquoi l'État, qui proclame la liberté de conscience, aurait-il une profession de foi scientifique ou proscrirait-il toute recherche dans un sens ou dans l'autre sur ces questions mixtes et qui veulent impérieusement être résolues.

Il en est de même pour l'étiologie. Peut-on interdire au médecin le problème de l'origine des maladies qui se rattache à l'origine du mal? La souffrance, la maladie et la mort, peuvent-elles s'expliquer d'une manière satisfaisante par l'influence du monde extérieur sur les êtres vivants et sur l'homme en particulier? D'où vient que tout être organisé naît, croît et disparaît après une durée variable? Comment se fait-il qu'il pâtit suivant sa nature? que chaque espèce a ses maladies? que l'homme en a plus que tous les animaux? D'où viennent les prédispositions qui jouent dans le développement des maladies un rôle bien autrement efficace que celui des causes occasionnelles extérieures? ne sont-elles pas le produit d'une dégradation originelle et d'une hérédité morbide, inexplicable si elle ne remonte pas jusqu'au père commun du genre humain, dégradation dont on retrouve l'idée dans l'histoire de tous les peuples, et qu'on nie audacieusement aujourd'hui par cette belle affirmation «qu'il vaut mieux être un singe perfectionné qu'un Adam dégénéré?» Ces considérations sont-elles tout à fait étrangères à la médecine, et leur admission ou leur rejet dépend-il de la consécration officielle?

L'hygiène est liée à des questions tout aussi graves, tout aussi importantes. Elle est indissolublement unie à la morale. Si le médecin n'est pas un moraliste, il ne doit pas être non plus un vétérinaire. L'hygiène ne doit pas tenir un compte exclusif de la vie végétative et animale. « Ne voulant voir dans l'homme qu'un organisme animal, on a pris pour des lois absolues tous les appétits de cet organisme, sans même se demander si ces appétits n'étaient pas dénaturés par la dépravation de l'esprit et du cœur » (1). Est-il permis, comme on l'a fait, d'enseigner brutalement que la chasteté est un crime contre la nature, que la continence est contraire aux lois naturelles, ou, si l'on convient que, contraire à la conservation de l'espèce, elle n'est pas absolument indispensable à l'individu, puisqu'elle n'a trait qu'à des fonctions intermittentes et qui ne sont pas essentielles à la vie, est-on fondé à dire qu'elle peut cependant être une cause de maladies? — L'hygiène, bien ou mal entendue, impartiale ou passionnée, peut s'attaquer à tort à des prescriptions religieuses sanctionnées par le temps. Elle devient souvent immorale en invoquant de prétendues nécessités de la nature qui violent des prescriptions d'une importance supérieure. Elle sert trop souvent de prétexte ou d'excuse au vice, au désordre, quelquefois au crime (2). Enfin si elle ne tient pas compte de la hiérarchie des fonctions végétatives, animales, intellectuelles en blessant trop sou-

(1) *Cours de médecine générale* de J.-P. Tessier, admirable synthèse de la médecine au triple point de vue de l'expérience, de la raison et de la foi.

(2) Par exemple, à la suppression des êtres infirmes ou difformes comme on a osé le conseiller récemment. Voyez la brochure citée plus haut.

vent le sens moral, en ne se préoccupant que de la perfection organique comme chez les animaux, elle est une source de dangers pour l'individu, la famille ou la société. L'hygiène touche donc, quoi qu'on fasse et quoi qu'on dise, à une infinité de points de l'ordre moral et religieux.

Il n'est pas une des parties de la médecine qui n'en soit là; et, c'est à la fois son péril et sa grandeur, suivant les doctrines secrètes ou avouées qui l'inspirent (car l'expérience seule n'est qu'une de ses assises),elle est une science bonne ou mauvaise, vraie ou fausse, un art bienfaisant ou dangereux.

La pathologie elle-même qui semble toute contenue dans le cercle des phénomènes morbides matériels, ne reçoit-elle aucune lumière de plus haut? Peut-on, comme on tend à le faire de plus en plus, la réduire à des lésions variables et mobiles à l'infini, causées par quelque altération moléculaire explicable elle-même par une modification chimique, physique ou mécanique? Ou bien, comme nous le croyons conformément à l'expérience et aux lumières de la raison, les maladies ne sont-elles pas des états définis et distincts, ayant une évolution, des formes, une durée, des terminaisons, tout cela fixé d'avance par un souverain législateur qui a réglé même le mal et la souffrance et qui a dit à la maladie comme à la mer : tu n'iras pas plus loin? De même que la vie n'émane ni du corps, comme le veulent les organiciens, ni d'un prétendu principe vital suivant l'école de Montpellier, ni de la réaction de l'âme sur le corps, comme le voulait Stahl, ni d'une réaction de l'âme sur le corps, au sens de Ch. Bonnet, mais qu'elle émane de l'âme et du corps substantiellement, intimement unis, formant le composé humain, l'homme indécomposable dans chacun de ses actes (*actiones sunt compositi*), — de même ne peut-on pas affirmer que la maladie est un état essentiel, un mode du composé naturel de l'homme tout entier (*passiones sunt compositi*)? ce qui établit une hiérarchie indispensable entre la maladie, la lésion, le symptôme et ce qui donne une base fixe à la médecine?

Si l'évolution des phénomènes morbides n'est pas soumise à des lois, si la main d'un législateur ne se retrouve pas dans cet hémisphère du désordre et de la souffrance, comme dans celui de l'ordre et de l'état normal de la vie, quelle base pourrait avoir le diagnostic et le pronostic, ces deux branches capitales de l'art de guérir? L'observation n'aurait rien de certain et le traitement lui-même n'aurait rien de fixe et d'assuré?

Mais c'est précisément sur le terrain pratique que les doctrines dites *étrangères* à la médecine portent le plus de fruits bons ou mauvais, salutaires ou pernicieux. C'est au lit du malade qu'il importe surtout que le médecin ne soit ni un matérialiste, ni un athée, et c'est avec raison que l'illustre comte de Maistre disait dans son langage énergique et imagé, qu'il aimerait mieux avoir pour médecin le bourreau qu'un homme sans croyance. En effet, sauf d'honorables inconséquences, quelle figure fait le médecin sans foi, sans morale, sans philosophie même, vis-à-vis de cet autre *singe perfectionné* qu'on appelait autrefois son semblable. Ne lui demandez, vous n'en avez nul droit, ni amour, ni respect, ni dévouement, pas même la bienveillance, ou la plus vulgaire délicatesse; n'exigez de lui aucun égard pour la pureté de l'enfant, la pudeur de la femme, la faiblesse du vieillard. La grandeur de son art, la noblesse, le désintéressement traditionnel de sa profession, il les ignore, à moins que grâce à l'éducation et aux mœurs, il ne soit encore à son insu, plus spiritualiste, disons le mot, plus chrétien qu'on n'aurait lieu de le supposer. S'il est logique, il revendiquera orgueilleusement les « *droits de la science.* » Expérimentant sans scrupule *in animâ vili*, il inoculera, comme on l'a fait récemment à des enfants, à des êtres confiés sans défiance à son horrible pouvoir, des maladies honteuses; chirurgien, il pratiquera des *opérations de complaisance*, jadis justement honnies; il fera tout ce que l'*anatomie permet sans que l'art l'autorise;* il aura des hardiesses irresponsables et lucratives; il jouera sur le tranchant de son bistouri la vie ou la mort de son client. Accoucheur, il donnera les plus pernicieux conseils; il appellera *prudence* et *prévoyance*, en pleine Académie, les détestables pratiques de l'onanisme conjugal (1); il professera que « la science est, qu'elle doit être à elle-même sa religion souveraine (2); que la question de l'avortement provoqué est et doit être une pure question de déontologie médicale... qu'il *n'y a ni règle, ni loi, ni principe*, » il s'arrogera le droit d'homicide contre un être doué de vie, mais sans défense, qu'il appelle imprudemment « une sorte de végétal, un parasite » (3). Malgré le cri de réprobation du célèbre Hufeland proclamant qu'il n'appartient « à personne d'entraver, d'anéantir l'œuvre de Dieu », il broiera la tête, il sciera le corps de l'enfant même encore vivant dans le sein de sa mère, en cas de danger pour elle, mais sans être sûr de la sauver; il enseignera dans les amphithéâtres et dans les hôpitaux cette pratique atroce à des générations successives de jeunes praticiens, en anathématisant *ex cathedrâ* l'opération césarienne autrefois recommandée, moins arbitraire, et qui, trop rarement il est vrai, a pu sauver deux vies; il répandra partout ces pratiques que flétrissait, il y a peu de temps

(1) Discussion à l'Académie sur la diminution de la population en France.

(2) *Union médicale*, 2 août 1853.

(3) Discussion de l'Académie 1855-56.

encore, la science officielle et que le savant et honorable Capuron appelait *des attentats aux lois divines et humaines.*

Enfin, si l'on veut une dernière preuve de l'impossibilité absolue où est la science de se passer d'une doctrine philosophique, morale, religieuse, que l'on consulte les annales judiciaires. On y trouvra des crimes fameux qui donnent la mesure des monstrueuses extrémités où peuvent pousser le médecin, le matérialisme et l'athéisme. Les Castaing et les Lapommerays sont les logiciens de ces criminelles erreurs. Leur exemple, pour l'honneur de la profession, n'a pas été trop contagieux; mais les esprits s'habituent au mal, et s'il est enseigné, comme il l'est aujourd'hui sur toute la ligne, prenons garde aux conséquences. Conseiller des familles, pénétrant partout, jouissant d'une autorité que rien ne contrebalance parce qu'elle s'exerce souvent dans le secret, le médecin a sur ses semblables un véritable droit de vie et de mort; il exerce ce droit à l'abri d'une irresponsabilité qui, sans être illimitée, est immense; autant il peut faire de bien s'il est honnête homme, s'il obéit à une loi morale, s'il croit à une sanction divine, autant il est redoutable s'il n'a ni principe, ni croyance, s'il s'habitue à ne voir en lui-même et dans ses pareils qu'une matière vivante sans libre arbitre, sans responsabilité, *soumise à l'aveugle fatalité* et finalement vouée au néant.

Après ces considérations est-il permis de penser qu'on puisse porter remède au mal qui ronge la médecine en retranchant de son enseignement toutes les graves questions qu'un ignorant scepticisme croit pouvoir en détacher pour la pacification des esprits et l'apaisement des querelles?

Paris. — Imprimerie A. PARENT, rue Monsieur-le-Prince, 31.

www.ingramcontent.com/pod-product-compliance
Ingram Content Group UK Ltd.
Pitfield, Milton Keynes, MK11 3LW, UK
UKHW020412250726
13967UKWH00006B/2612